AF611613

DU TRAITEMENT RATIONNEL
de la période aiguë
DU
CHOLÉRA ASIATIQUE
ET DE
SES RÉSULTATS DANS LES ÉPIDÉMIES

1° DE DAMAS EN 1875; 2° DE L'INDE FRANÇAISE EN 1876
3° DE LA COCHINCHINE EN 1882

Par le Docteur M. DESPREZ

Chirurgien en chef de l'Hôtel-Dieu de Saint-Quentin
Médecins des épidémies
et du Conseil d'hygiène et de salubrité publique pour l'arrondissement
de Saint-Quentin
Président de la Société médicale de l'Aisne, etc.

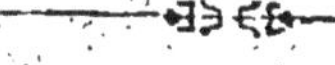

PARIS
ADRIEN DELAHAYE ET ÉMILE LECROSNIER, ÉDITEURS
PLACE DE L'ÉCOLE-DE-MÉDECINE
1884

DU TRAITEMENT RATIONNEL

de la période aiguë

DU

CHOLÉRA ASIATIQUE

ET DE

SES RÉSULTATS DANS LES ÉPIDÉMIES

1° DE DAMAS EN 1875; 2° DE L'INDE FRANÇAISE EN 1876
3° DE LA COCHINCHINE EN 1882

Par le Docteur M. DESPREZ

Chirurgien en chef de l'Hôtel-Dieu de Saint-Quentin
Médecin des épidémies
et du Conseil d'hygiène et de salubrité publique pour l'arrondissement
de Saint-Quentin,
Président de la Société médicale de l'Aisne, etc.

PARIS
ADRIEN DELAHAYE ET ÉMILE LECROSNIER, ÉDITEURS
PLACE DE L'ÉCOLE-DE-MÉDECINE

1884

DU

TRAITEMENT RATIONNEL DE LA PÉRIODE AIGUË

DU CHOLÉRA ASIATIQUE

ET DE SES RÉSULTATS DANS LES ÉPIDÉMIES

(1° DE DAMAS EN 1875;
2° DE L'INDE FRANÇAISE EN 1876; 3° DE LA COCHINCHINE EN 1882),

Par le docteur **M. DESPREZ**

Chirurgien en chef de l'Hôtel-Dieu de Saint-Quentin,
Médecin des épidémies et du Conseil d'hygiène et de salubrité publique pour l'arrondissement de Saint-Quentin,
Président de la Société médicale de l'Aisne, etc.

En 1867, au moment où le choléra existait en France, et où j'avais eu l'occasion récente d'en traiter quelques cas fort graves, arrivés à la période algide et cyanique, j'ai cru devoir présenter au Congrès médical de Paris l'ensemble du traitement qui m'avait si bien réussi, et, tout naturellement, j'ai dû expliquer dans ce travail le motif du choix des médicaments qui me paraissaient le mieux convenir, et en même temps la raison de la dose qui semblait la meilleure.

Entendu par un auditoire d'élite venu de tous les coins du globe, imprimé dans le compte rendu général du Congrès médical de Paris, j'espérais que ce travail, s'il n'était pas le résultat de quelques illusions thérapeutiques, aurait un jour ou l'autre à subir les honneurs d'une épreuve au milieu d'une épidémie qui ne pourrait être l'objet d'un doute pour personne.

Cette pensée devait se réaliser.

Aujourd'hui, en présence du développement de l'épidémie de choléra qui vient de se déclarer à Toulon et à Marseille, et du caractère contagieux qu'on lui a reconnu, je n'hésite pas à développer, dans un autre et très court mémoire, ce que j'ai acquis de connaissances à ce sujet et le contingent d'expériences indépendantes faites par de généreux et loyaux collaborateurs :

1° En Syrie, épidémie de Damas, 1875, docteur Cossini ;

2° Dans l'Inde française en 1876, docteur Ch. Follet, médecin en chef de la marine, aujourd'hui en retraite à Rochefort-sur-Mer ;

3° En Cochinchine en 1882, docteur Chastang, médecin en chef de la marine à Saïgon.

Quand on aura lu l'exposé des expériences et des résultats acquis dans les conditions les plus graves, on pourra être édifié sur ce qui se passera en France, et même dans les autres pays européens, si l'on veut bien accepter un traitement qui a fait si largement ses preuves.

Beaucoup de médecins, excepté les jeunes confrères, ont eu la triste occasion d'étudier d'après nature tous les symptômes du choléra asiatique ou du sporadique grave : vomissements, selles riziformes nombreuses, souvent involontaires; crampes violentes, douloureuses; stase du sang épaissi dans les capillaires par suite de déperditions séreuses abondantes; congestion des principaux organes, puis enfin la mort. Il n'y a donc pas lieu d'insister et de détailler une description bien connue de tout le monde. Mais s'il est indispensable de bien apprécier les symptômes ordinaires et la terminaison habituelle, il est aussi important de savoir comment se fait la guérison spontanée, quel est le procédé que la nature emploie pour enrayer les accidents.

Il arrive quelquefois même, et assez souvent, *vers la fin*

des épidémies, qu'un certain nombre de cholériques, sans traitement aucun, rien qu'à l'aide de la plus simple hygiène, échappent à la terminaison habituelle du choléra; c'est à l'aide de ce qu'on appelle la réaction.

Alors, au refroidissement général succède le retour de la chaleur; il s'établit une *transpiration abondante et prolongée pendant laquelle cessent les accidents intestinaux;* les vomissements et la diarrhée caractéristiques disparaissent et le malade guérit, si toutefois il ne succombe pas à la congestion du cerveau ou de la poitrine. Ce dernier accident enlève un certain nombre de malades en voie de guérison. Nous verrons tout à l'heure quelles conséquences il nous paraît indiqué de tirer de cette marche spontanée.

On peut déjà affirmer en principe que toute médication principale ou accessoire doit avoir pour but :

1° De calmer les spasmes si douloureux de l'estomac qui rendent cet organe réfractaire aux médicaments ou boissons ingérés;

2° De stimuler activement les fonctions de la peau qui sont si étroitement liées à celles du tube digestif;

3° D'introduire dans l'économie, dès que l'absorption est rendue possible, des principes capables de refaire, autant qu'il se peut, la composition normale du sang, des médicaments destinés à le fluidifier, à le rendre accessible à la circulation capillaire et à l'hématose. Cette indication est prescrite d'une manière absolue par l'état poisseux, comme gélatineux, du sang, amplement démontré par les saignées, les autopsies, etc.

Dans tout choléra qui se confirme, vous trouvez des symptômes constants : vomissements, diarrhée riziforme, crampes, refroidissement, pas un ne manque à l'appel. Il y a dans cette affection une entité morbide que tout le monde reconnaît, même le vulgaire; pas un médecin ne s'y trompe; seulement les accidents sont plus ou moins rapides, plus ou moins violents. Qu'on ait devant soi un homme robuste ou un être chétif, l'état maladif est à peu près le même : même affaissement, même inertie; mais les suites varient.

Les signes précurseurs ont pu être bien différents : l'un a traîné une diarrhée dont il n'a pas su se défaire ; l'autre est pris, rarement il est vrai, au milieu de la santé la plus florissante ; un troisième, débilité par une longue maladie antérieure, se voit atteint de la plus terrible complication, celle qui vient en temps d'épidémie. Mais il reste constant qu'à un moment donné, un traitement à peu près identique, variable seulement pour la dose, selon l'intensité des accidents, la tolérance, l'âge, les habitudes, etc., etc , est formellement indiqué dans cette période presque décisive du choléra.

Je ne parle pas ici de cette époque prodromique où l'ipéca pris dans *très peu d'eau*, où un purgatif salin peuvent suffire pour faire disparaître rapidement tout symptôme de la maladie.

Mais quand arrive cette période confirmée où le doute n'est plus possible, il faut agir vigoureusement, sous peine de courir le danger de voir bien vite disparaître le malade. Quand le froid envahit toute la surface du corps, quand vous voyez des vomissements incessants, accompagnés de crampes, il est temps d'employer toutes les ressources de l'arsenal thérapeutique, internes et externes, que la science peut actuellement nous donner.

Dans quelques cas très graves, arrivés à la période algide et cyanique, que j'ai eu l'occasion de traiter, voici quelle est la formule à laquelle je me suis arrêté :

Chloroforme........................	1	gramme
Alcool..................................	8	—
Acétate d'ammoniaque....................	10	—
Eau......................................	110	—
Sirop de chlorhydrate de morphine............	40	—

Mêlez. — A prendre une grande cuillerée toutes les demi-heures.

Je vais essayer d'en démontrer l'action et la dose.

1° Chloroforme.

Le chloroforme, réparti d'une façon égale, au moyen de l'alcool, dans la masse du liquide, est un agent véritablement tout spécial ; il fait classe à part. Disséminé dans le liquide ingéré dans l'estomac, et donné à une dose modérée (1 gramme pour 168 de véhicule), il produit une sensation de fraîcheur et, en même temps, de force incomparable.

Les spasmes, les contractions de l'estomac cèdent comme par enchantement ; les liquides introduits prudemment et en très petite quantité, ne sont plus ou ne sont que très rarement rendus. Le chloroforme prépare, sans aucun doute pour moi, l'estomac au retour de ses fonctions d'absorption, suspendues par l'invasion de la maladie cholérique.

A dose très modérée (1), il agit évidemment d'abord sur toute la surface de la muqueuse stomacale : en effet, ce médicament, ingéré à l'état liquide, ne tarde pas à se vaporiser ; il rencontre, à son arrivée dans l'estomac, une température (celle du corps) plus élevée que celle où il se trouvait dans la potion ; il se volatilise, et ses vapeurs gazeuses sont certainement absorbées. Je pense que c'est surtout à cette propriété qu'est due l'action si remarquable du chloroforme dans le choléra. Il me paraît presque impossible de constater le fait en analysant l'air expiré par les cholériques ; ce problème serait fort difficile à résoudre ; mais le résultat est là : la diminution rapide des spasmes et la cessation des vomissements indiquent que les vapeurs ont déterminé *une modification* excellente de l'appareil digestif.

L'état gazeux du chloroforme ingéré fait qu'après avoir déterminé des changements favorables dans l'organisme, le

(1) Un gramme de chloroforme représente de 50 à 80 gouttes variables suivant le compte-gouttes employé. — Une solution titrée alcoolique est plus commode pour bien mesurer la dose.

médicament ne risque pas de s'accumuler en trop grande quantité et de devenir un moyen dangereux. Il est démontré que l'hydrogène sulfuré, poison violent quand il existe en certaine quantité dans l'atmosphère, peut jusqu'à un certain point être impunément introduit dans les veines, parce qu'il s'échappe presque tout entier par l'exhalation pulmonaire (Cl. Bernard). L'acide carbonique se trouve dans le même cas, et le chloroforme est évidemment soumis à la même loi.

C'est ainsi qu'après avoir produit une action véritablement anesthésique sur l'estomac, au moyen du chloroforme, on peut maintenir ce résultat en donnant une dose modérée de médicament à des intervalles réguliers et suffisamment espacés, jusqu'à ce qu'il soit indiqué d'en cesser l'usage, puisqu'il est démontré qu'il peut s'éliminer rapidement par l'exhalation pulmonaire.

Je n'exposerais que d'une façon insuffisante les propriétés admirables du chloroforme, si je n'ajoutais à ce que je viens de dire : 1° le chloroforme à dose infinitésimale suspend toute fermentation et la vie des micro-organismes (1) : le bacille-virgule du docteur Koch ne doit pas faire exception à cette loi du chloroforme ; 2° les innombrables terminaisons nerveuses, soit dans les épithéliums des muqueuses, soit dans les muscles striés, si bien décrites par M. le professeur Ranvier (2), donnent l'explication du chloroforme, très dilué et à petite dose, agissant à l'état de vapeur anesthésique sur cette surface éminemment nerveuse de l'estomac.

Il y a là une action considérable du chloroforme agissant par voie réflexe sur l'appareil digestif et sur tous les

(1) A. Müntz : *Les ferments chimiques et physiologiques.* — Académie des sciences de Paris, 17 mai 1875.

(2) Ranvier. Paris, 1876-1878.

vaso-moteurs, dont l'action est profondément modifiée sous l'influence du poison cholérique.

2° Alcool.

L'alcool, à la dose de 8 *grammes*, dissout parfaitement 1 gramme de chloroforme. — A cette dose de 8 grammes ajoutés à 160 de véhicule, il est fort inoffensif; en outre, quand il est de bonne qualité, il possède le *privilège de n'avoir pas de goût particulier très prononcé*, comme le rhum, la chartreuse, etc. A ce titre, je le préfère aux liqueurs que je viens de citer et qui ne conviennent pas à tous les estomacs. Je suis convaincu que cette différence *peut suffire* parfois pour faire échouer le traitement qui aurait peut-être réussi avec l'emploi de l'alcool. Cette remarque, qui paraîtra exagérée à quelques personnes, se justifie pour moi par la nécessité de ne léser en rien la *susceptibilité* d'un organe aussi impressionnable que l'estomac, surtout dans la maladie cholérique.

Si l'on manquait d'alcool pur, on pourrait, pour remplacer les 8 grammes d'alcool *nécessaires* pour dissoudre le chloroforme, les remplacer par 15 *à* 20 *grammes* de bonne eau-de-vie.

3° Acétate d'ammoniaque.

Quelque vigoureuse et bienfaisante que soit l'action du chloroforme et de l'alcool employé pour le dissoudre, le chloroforme ne suffit pas, à beaucoup près, à remplir toutes les indications thérapeutiques; il faut donc lui adjoindre un ou plusieurs médicaments agissant dans la même direction; ceux-ci doivent, en plus, satisfaire à toutes les indications suivantes :

Activer la circulation capillaire;

Diminuer la plasticité du sang;

Rétablir les fonctions de la peau, et, en même temps,

calmer les douleurs qui, sous différentes formes, tourmentent les malades.

Les meilleurs stimulants diffusibles et diaphorétiques sont, sans contredit, les ammoniacaux et les opiacés; combinés ensemble, ils constituent des agents sudorifiques d'une puissance incontestable, que je n'ai presque jamais invoqués en vain. Parmi les préparations ammoniacales, j'ai choisi l'acétate (esprit de Mindererus). Ce sel agit comme l'ammoniaque, mais à dose beaucoup plus considérable. C'est un des agents diaphorétiques les plus employés; il produit une excitation générale très rapide sur la peau. Ajouté à l'opium, il augmente puissamment l'action sudorifique de ce dernier; je l'ai toujours vu neutraliser le narcotisme produit par les opiacés.

En général, il est bien supporté par la muqueuse digestive; c'est un des motifs qui m'ont déterminé à le préférer au chlorhydrate ou au carbonate. Passé dans le torrent de la circulation, il diminue la plasticité du sang sans dissoudre les globules.

On pourrait certainement employer, mais à plus faible dose, le chlorhydrate d'ammoniaque, dont l'action dissolvante est parfaitement établie par les belles expériences de Mitscherlich sur les lapins. Diaphorétique puissant, antinarcotique efficace, dissolvant de la plasticité du sang, ce médicament est certainement un des mieux indiqués dans le traitement du choléra.

4° Chlorhydrate de morphine.

Une des propriétés les moins douteuses de l'opium est certainement celle de provoquer d'une façon fréquente et presque certaine la transpiration cutanée; parallèlement à cette faculté, marche une autre propriété presque certaine aussi, c'est celle de diminuer l'abondance des sécrétions intestinales. Il n'entrera dans la pensée de qui que ce soit de dénier à l'opium et surtout à la morphine la puissance de calmer les douleurs.

Les propriétés de ce médicament sont certainement très remarquables et précieuses; mais à côté d'elles se trouve un défaut *très sérieux : l'opium*, à une dose un peu élevée, *engourdit, hébète les facultés* intellectuelles; il PRÉDISPOSE DONC AUX CONGESTIONS CÉRÉBRALES. Or, nous savons tous que, dans la période de réaction, *un des grands dangers* de la maladie cholérique se trouve dans la *congestion cérébrale* qui survient si facilement sans l'intervention même du traitement opiacé.

On comprend donc que, si l'opium ou l'un de ses principaux éléments doit être administré à dose suffisante pour aider au rétablissement des fonctions de la peau, il doit être donné aussi AVEC LA PLUS GRANDE RÉSERVE. C'est en prévision d'accidents possibles qu'il est important de *doubler* la puissance sudorifique de l'opium de celle des préparations ammoniacales *qui n'ont pas l'inconvénient de stupéfier,* tout en exagérant d'une manière particulière l'exercice des fonctions de la peau.

Cette association des deux médicaments n'est pas nouvelle; elle a été établie par des hommes fort distingués, dans les épidémies cholériques antérieures, en 1832, 1849, 1854, 1865, etc.

C'est en raison de toutes ces considérations que, dans la formule que j'ai mise à exécution dans différents cas de choléra soumis à mon observation, on voit paraître, à côté du chloroforme et du sirop de morphine, l'acétate d'ammoniaque, comme correctif et comme très utile auxiliaire.

J'ai, dans cette formule, adopté comme préparation opiacée le sirop de chlorhydrate de morphine, c'est elle qui m'a paru convenir le mieux *à tous les points de vue*, comme étant la plus efficace et la mieux supportée, et je l'ai prescrite à une dose très modérée; elle n'a pas d'ailleurs de goût appréciable, et son action *n'est pas neutralisée* par d'autres alcaloïdes de l'opium, tels que la codéine, la narcéine, etc.

5° Eau

Il peut paraître singulier que j'aie ici à faire l'éloge de l'eau, parce qu'elle n'a, quand elle est de bonne qualité, que des propriétés agréables pour tous. J'élimine les eaux distillées pour les mêmes motifs que pour l'alcool et le sirop de morphine, parce que certains estomacs sont réfractaires à des liquides d'un goût accentué, comme l'eau de mélisse, de menthe, de tilleul, etc., tandis que l'eau de bonne qualité est parfaitement acceptée de tous.

Je n'ai pas l'intention d'aborder aujourd'hui la suite du traitement de la période aiguë; une fois la période de réaction arrivée, il est bien entendu que les médicaments stimulants, et surtout les narcotiques, doivent être employés alors avec la plus grande réserve et que le traitement doit se modifier suivant la marche des accidents : les *émissions sanguines*, les *révulsifs cutanés* prendront souvent, avec le plus grand avantage, la place du traitement de la période antérieure; mais ces accidents sont tellement variés de forme, qu'il faudrait de longues pages pour traiter convenablement ce sujet qui, du reste, rentre dans le domaine de la pathologie ordinaire.

Moyens externes.

Beaucoup de moyens externes ont été proposés pour amener le retour de la chaleur dans la période algide : les bains chauds simples, les bains additionnés de farine de moutarde ou d'autres excitants, les frictions vigoureuses, les briques chaudes, les bonnes couvertures de laine, etc. Ce qui m'a paru le plus simple, *et ce que je préfère*, c'est l'emploi de cruchons ou de bouteilles remplis d'eau bien chaude, qu'on garnit de linge pour modérer la température : *on en entoure le malade depuis les pieds jusqu'à la ceinture;* on obtient ainsi une température modérée, assez constante, qui aide beaucoup au retour de la chaleur. On a de la peine à faire supporter cet excellent moyen d'action : les malheureux malades, tourmentés par des crampes, se tordent, se ratatinent. Il *est indispensable pourtant* que cette partie du traitement SOIT TRÈS RIGOUREUSEMENT EXÉCUTÉE.

Tels sont les principaux moyens de traitement que quelques exemples de guérison, d'une rapidité étonnante, non douteuse, dans quelques cas très graves, m'ont engagé à produire au Congrès médical de Paris en 1867.

EPIDÉMIE DE CHOLÉRA A DAMAS (1875).

Lettres du docteur COSSINI.

Le 19 août 1875, l'*Union médicale* publiait une lettre qui lui était adressée de Damas par le docteur Cossini, au sujet d'une épidémie de choléra.

Cette lettre contenait une description fort émouvante de l'épidémie, et se terminait ainsi :

P. S. — Je saisis avec plaisir cette occasion pour vous déclarer, monsieur le rédacteur, que le seul remède qui m'ait donné des résultats inespérés fut la potion au chloroforme uni à l'acétate d'ammoniaque de M. Desprez (de Saint-Quentin). Sur 10 cas graves algides avec cyanose et asphyxie commençante, extrémités contracturées, diarrhée et vomissements blanchâtres, urines supprimées et aphonie complète, 8 guérisons.

Cette lettre, imprimée le 19 août à Paris, me fut communiquée seulement vers la fin de septembre par M. le docteur Billout, inspecteur des eaux de Saint-Gervais. J'écrivis alors à M. le docteur Cossini, à Damas, en le remerciant de sa très intéressante et loyale communication, et je le priai de vouloir bien m'écrire à ce sujet.

Voici la réponse textuelle que M. le docteur Cossini m'a adressée de Damas :

Damas, le 10 novembre 1875.

Très honoré confrère,

Je ne crois pas avoir fait grand'chose pour vous, pour que vous me fassiez l'honneur de m'adresser des remerciements. Votre amabilité va jusqu'à vous donner la peine de m'envoyer trois exemplaires de votre mémoire sur le traitement du choléra asiatique. A dire vrai, je ne m'attendais pas que les quelques mots, relativement au traitement du choléra par vous préconisé, dits à la hâte à la fin de la lettre que j'ai eu l'honneur d'adresser, le 4 août, au rédacteur en chef de l'*Union médicale* au sujet de l'épidémie de choléra actuel, devaient m'attirer votre sympathie et votre reconnaissance; car enfin, je n'ai fait que ce que tout autre médecin aurait fait à ma place, c'est-à-dire énoncer avec plaisir les beaux résultats obtenus par ce traitement, surtout quand on parvenait à l'employer dès le début de l'attaque. Aussi, c'est plutôt à moi de vous être reconnaissant; car certainement c'est à ce traitement que je dois d'avoir sauvé la plupart des cholériques que j'ai eu à traiter.

Mais je crois aussi de mon devoir de vous faire savoir que je dois des remerciements à mon ami M. Guys, consul de France à Damas. Sans lui, je n'aurais, jusqu'aujourd'hui, connaissance de votre traitement; c'est lui qui eut l'extrême obligeance de me le faire remarquer dans le Dictionnaire de M. Bouchut qu'il possède. A M. Guys donc tout le mérite, et pas à moi.

La gravité de la maladie, très honoré confrère, fut terrible. Tout attaqué était voué à une mort certaine, et cela dans l'espace de sept à douze heures. Vous pouvez vous faire une idée de la violence de cette épidémie, quand vous saurez qu'en 60 jours, il est mort à Damas, ville de 140,000 âmes, 9,319 personnes. Vous comprenez dès lors qu'en présence d'un si terrible fléau, dont chaque coup donnait la mort, et devant l'insuccès des médications employées jusqu'alors, que dût être mon empressement à essayer votre traitement qui me paraissait réunir tout ce qu'il y a de plus rationnel pour combattre avec quelque succès cette cruelle affection.

Voici, très honoré confrère, une courte relation, bien incomplète sans doute, mais assez exacte, de quelques cas graves algides :

Premier cas. — Femme turque âgée de 23 ans, souffrant depuis quelques jours de diarrhée, fut prise tout à coup, au milieu de la nuit, de vomissements persistants et de forte diarrhée.

A huit heures du matin, je vois la malade ; elle est couchée dans le décubitus dorsal, yeux cernés, profondément enfoncés dans leurs orbites ; absence du pouls radial, amaigrissement ; urines supprimées ; vomissements presque continuels ; selles nombreuses, involontaires, riziformes ; extrémités cyanosées ; doigts contracturés ; face couleur cendrée ; crampes à l'épigastre et aux mollets ; agitation ; aphasique, mais pas aphone, poussant de temps en temps des cris aigus perçants ; soif ardente ; haleine froide, etc.

Prescription :

Chloroforme	1	gramme.
Alcool	8	—
Acétate d'ammoniaque	10	—
Sirop de chlorhydrate de morphine.	40	—
Eau	110	—

A prendre une cuillerée ordinaire toutes les deux heures. Entourer la malade de bouteilles d'eau chaude ; frictions, glace à petits fragments.

Le soir, je revois la malade ; elle n'a eu que trois vomissements. La diarrhée a diminué. Refroidissement moins prononcé. Le lendemain, amélioration notable. Un seul vomissement ; retour de la sécrétion urinaire ; pouls sensible ; teinte cyanique presque disparue. Réaction. Les jours suivants, la maladie prend un caractère franchement typhoïde : pouls 120. Température axillaire, 41°. Face colorée ; yeux injectés ; double parotidite suppurant abondamment par les conduits auditifs externes, etc. Suspension de la potion stimulante, sangsues, cataplasmes.

Plus tard, injection hypodermique de sulfate de quinine, etc. ; guérison au bout de quarante jours.

Deuxième cas. — Femme israélite, prise de choléra quinze jours après son accouchement. Adynamie profonde ; syncopes fréquentes ;

sueurs visqueuses; refroidissement; yeux caves ; voix éteinte, etc., etc. Même traitement que dans le premier cas. Guérison au bout de trente jours.

Troisième cas. — Jeune homme de 18 ans, israélite, atteint de choléra grave algide ; même traitement. Guérison au bout de huit jours.

Ce serait me répéter que de vouloir vous décrire cinq autres cas graves, lesquels, soumis au même traitement, guérirent tous plus ou moins rapidement. Permettez-moi seulement quelques mots sur mes deux insuccès.

1° Cavass, du consulat de France, âgé de 48 ans, fumeur d'opium et de haschisch, est pris vers deux heures du matin de diarrhée abondante ; pas de vomissements. Je le vois à 7 heures du matin ; il est couché sur le dos ; la surface du corps est glacée; extrémités cyanosées, contracturées, complètement aphone, urines supprimées, yeux caves. Quand on lui crie à haute voix son nom, on voit au fond de ses orbites les globes oculaires s'agiter et faire quelques mouvements, ce qui indiquerait que l'intelligence n'est pas tout à fait abolie, ou du moins que l'audition est conservée. Pouls imperceptible, etc. Prescription : potion stimulante au chloroforme. Une cuillerée toutes les demi-heures, frictions avec un liniment ammoniacal, etc. Le malade se sent déjà mieux dès la seconde cuillerée ; à la troisième, la voix lui revient ; et comme est assailli de pressentiments funestes, il demande à voir son consul pour lui dicter ses dernières volontés, ce qu'il fait d'une voix assez claire et intelligible. Néanmoins le refroidissement persiste, mais à un degré moins prononcé ; la diarrhée a beaucoup diminué. Cette rapide amélioration nous fait espérer une prompte et franche réaction. Malheureusement, le malade ne pouvant être gardé au consulat, il est transféré à l'hôpital militaire turc. On recommande à celui qui doit l'accompagner de faire tout son possible pour que sa potion lui soit administ ée régulièrement jusqu'à complète réaction. Cela ne fut pas possible à obtenir. Les médecins ou le médecin de l'hôpital prétendit qu'il ne lui était pas permis d'accepter un traitement venant d'un médecin étranger, ne faisant point partie du service hospitalier. Malgré cette absurde opposition, le malade continua d'aller mieux ; il commençait même à prendre des aliments, quand il mourut subitement le sixième jour de sa maladie.

Je regrette qu'il ne m'ait pas été donné de suivre ce malade pour pouvoir me faire une idée de l'affection qui l'a emporté, et pour savoir, en même temps, à quel traitement il avait été soumis. Probablement, c'est à une complication cérébrale qu'il a succombé. Mais il est permis de soutenir aussi que les accidents cholériques atténués, pour un certain temps, par l'action stimulante de la médication, reprirent leur cours dès que celle-ci fut suspendue, et que si elle eût été continuée l'amélioration eût probablement persisté.

2° Jeune fille de 13 ans, non encore réglée, habitant, comme le Cavass, la maison consulaire, fut prise de choléra algide. Soumise au même traitement, l'amélioration ne tarda pas à avoir lieu. Malheureusement, diverses complications, entre autres une éruption scarlatiniforme couvrant toute la surface du corps, entravèrent la marche de la réaction. La malade mourut d'une hémoptysie foudroyante.

Je puis encore vous citer, très honoré confrère, quinze autres cas graves auxquels ce traitement fut appliqué avec succès dans une sorte d'hôpital établi provisoirement pour des cholériques. De ces 15 cas, il y eut 10 guérisons et 5 décès. Parmi ceux-ci une jeune fille de 18 ans, atteinte de cachexie paludéenne, mourut, le huitième jour de sa maladie, d'une métrorrhagie.

Quoique la relation de ces quelques cas que j'ai l'honneur de vous envoyer, très honoré confrère, soit incomplète, elle démontre pourtant d'une manière évidente la supériorité de votre traitement sur tous les autres vantés jusqu'aujourd'hui contre le fléau indien. Je puis vous assurer, sans vouloir vous flatter, que c'est le seul avec lequel j'aie pu sauver des malades qu'avec tout autre traitement j'aurais certainement perdus.

Veuillez agréer, très honoré confrère, l'expression de ma parfaite considération et me croire

Votre très dévoué,

Dr Cossini.

Ces résultats étaient si brillants, on peut même dire si extraordinaires, si contraires aux idées reçues — en fait de traitement du choléra — que, dans ma réponse à cette lettre, je demandai au docteur Cossini s'il ne pourrait me donner une statistique approximative des résultats de sa pratique pendant cette terrible épidémie.

Voici sa réponse :

Damas, le 12 janvier 1876.

Très honoré confrère,

Je suis très heureux de voir que ma lettre du 10 novembre a pu vous être de quelque utilité. J'aurais désiré pouvoir vous envoyer une relation beaucoup plus détaillée de tous les cas que j'ai traités, ou que j'ai vu traiter par votre traitement. Malheureusement, j'étais alors souffrant et presque seul, au milieu d'une population affolée de terreur. En effet, très honoré confrère, la panique était arrivée à un tel paroxysme qu'il est bien difficile de se l'imaginer. En général, les malades étaient abandonnés à leur triste sort. Personne n'osait franchir le seuil de leur demeure pour leur venir en aide. Devant le péril, toutes les affections s'effacèrent et firent place à l'égoïsme le plus misérable. C'est ainsi que le père abandonnait son fils malade, la femme son mari, celui-ci sa femme, l'enfant ses parents, etc.

Dans cette confusion et en présence de scènes aussi lugubres qu'inouïes, aurais-je pu, un seul instant, songer à prendre des notes? A peine avais-je le temps de courir au plus pressé. Mais quelque ingrate que l'on puisse supposer ma mémoire, on ne lui refusera pas, je pense, d'avoir gardé au moins les principaux symptômes des cas que j'ai eu à traiter. Surtout, on ne voudra pas lui faire l'insulte d'avoir oublié le nombre des succès et des revers. Dans tous les cas, ceux qui guérirent sont là pour rafraîchir, à la rigueur, ma mémoire.

Vous pouvez donc, très honoré confrère, être persuadé que tout ce que j'ai eu l'honneur de vous dire dans ma lettre du 10 novembre est de la plus exacte vérité. A l'occasion, M. Guys, notre consul, ne se ferait pas faute d'en donner son témoignage.

Je ne puis non plus, comme on l'a dit, attribuer tout ce beau résultat au hasard. Cette manière de raisonner, aussi absurde qu'illogique, ne serait en réalité que la négation absolue de toute action thérapeutique des médicaments.

Je suis donc convaincu que les guérisons presque incroyables que j'ai obtenues sont dues à la potion stimulante au chloroforme composé.

Mais de quelle manière agirait-il, le chloroforme composé, pour faire cesser les terribles symptômes de l'attaque cholérique? Voilà une question, très honoré confrère, à laquelle mes faibles forces ne me permettent point de répondre. Vivant parmi des sauvages, il est bien naturel que je le sois devenu un peu moi-même; par conséquent, permettez-moi de laisser de côté la question purement scientifique, d'ailleurs si bien traitée par vous dans votre mémoire présenté à la Société de médecine de l'Aisne, séance du 17 octobre 1867.

En humble praticien, je n'ai voulu faire autre chose que porter à la connaissance de ceux qui ont mission de combattre ce terrible fléau les résultats avantageux de ma modeste pratique en cette circonstance, d'autant plus qu'*avec tout autre traitement je n'ai eu que des insuccès.*

Ainsi, très honoré confrère, permettez-moi de vous dire encore une fois que, sur dix cas de choléra graves algides, j'ai obtenu, par la potion au chloroforme composé, huit guérisons; et que, sur quinze autres aussi graves, traités par la même méthode, à l'hôpital civil, il y eut dix guérisons.

Je ne veux point parler de bien d'autres cas auxquels ce traitement fut ordonné, parce que je ne suis pas sûr qu'il ait été suivi.

Veuillez agréer, très honoré confrère, l'assurance de ma parfaite considération et me croire

Votre tout dévoué,

Dr Cossini.

Épidémie dans l'Inde française en 1876

Par le docteur Ch. Follet.

Si en médecine un traitement qui a très bien réussi dans une épidémie, meurtrière d'une manière absolue au moment de son application, pouvait être considéré comme devant donner toujours les mêmes résultats, la science serait aujourd'hui fixée; mais il en est des épidémies de choléra comme d'autres, le génie n'en est pas toujours le même; il est donc essentiel, pour connaître la valeur réelle d'un traitement, de le soumettre à des épreuves diverses.

C'est dans cette pensée qu'après avoir eu connaissance des résultats obtenus à Damas en 1875, j'ai écrit en 1876 à

M. Crépin, alors procureur de la République à Pondichéry, pour le prier de faire expérimenter, s'il était possible, dans l'Inde française ou même dans l'Inde anglaise, le traitement qui avait si bien réussi à Damas. Il me semblait que si mon traitement sortait victorieux d'une pareille épreuve, il y avait beaucoup de chances pour qu'il fût de bonne qualité.

M. Crépin, que j'ai connu à Saint-Quentin, se fit un véritable plaisir de me mettre en relation avec M. le docteur Ch. Follet, chef du service de santé de la marine à Pondichéry. Cet excellent confrère, aujourd'hui retraité à Rochefort-sur-Mer, comme médecin en chef de la marine, demanda aux médecins placés sous ses ordres, M. le docteur Aymé et M. Frank, également médecins de la marine, de vouloir bien expérimenter d'une manière rigoureuse la valeur du traitement qui lui était confié.

Ce sont les observations recueillies par. M. le docteur Aymé, chargé du service médical à Chandernagor, et par M. Frank, chargé également du service médical de la dépendance de Karikal, qui servent de base au rapport de M. Follet.

Ce travail et les nombreuses observations qui l'accompagnent ont été insérés dans le compte rendu annuel du service de santé adressé en 1876 à M. J. Rochard, inspecteur général et président du service de santé de la marine.

Les lecteurs trouveront, dans les conclusions de cet important mémoire (1), la preuve que le traitement au *chloroforme composé* a donné, entre les mains du service de santé de la marine, sur le territoire indien français, une proportion de 72 pour 100 de guérisons, malgré l'adjonction de 22 cas *très graves choisis* pour l'expérimentation sur 136, tandis que par le traitement empirique ils trouveront une mortalité de 80 pour 100.

(1) Ce mémoire a été analysé dans le *Bulletin général de thérapeutique*, 15 novembre 1881.

Malgré cette excellente proportion de guérisons, M. Frank ajoute dans son rapport :

Je crois que les résultats obtenus sont on ne peut plus heureux et je ne puis m'empêcher de croire qu'ils l'eussent été encore davantage, si la potion avait toujours été donnée d'une manière intelligente, si on avait su en modifier à propos la dose à prendre, la suspendre en temps opportun, etc., etc.

Voici la conclusion du rapport de M. Follet :

Tableau indiquant le mouvement cholérique à Karikal et ses dépendances, du 9 juillet au 18 août 1876.

Dépendances	Cas	Décès	Proportion p. 100
Karikal	129	86	»
Grande-Aldée	129	57	»
Temailar	23	13	»
Nallapandour	5	4	»
Nedouncadou	10	5	»
Cotchéry	1	1	»
Total	297	168	
Cholériques traités par les autres méthodes.	161	129	80,20
— par la médication de M. Desprez	136	39	28,92

Ces chiffres, dit M. le docteur Follet, parlent assez haut d'eux-mêmes et n'ont pas besoin de commentaires. Ils suffisent amplement pour prouver l'efficacité de la potion du docteur Desprez qui, sans être infaillible, a déjà rendu et est appelée à rendre de nouveau de grands services contre le choléra.

Epidémie de choléra en Cochinchine en 1882

Lettre du docteur Chastang, médecin en chef à Saïgon.

Les résultats du *traitement au chloroforme composé*, obtenus dans l'Inde française par M. Follet, n'avaient pas été oubliés en Cochinchine. Aussi M. le docteur Chastang, médecin en chef à Saïgon, en réponse à une lettre que je lui adressai en septembre 1882, m'écrivait-il de Saïgon (24 octobre 1882) :

Monsieur et très honoré confrère,

J'ai reçu, avec votre lettre du 11 septembre, les deux numéros du *Bulletin de thérapeutique* qui l'accompagnaient.

Je connaissais déjà votre travail sur le traitement du choléra et le résultat des expériences de mon collègue Follet dans l'Inde française. Aussi nous n'avons pas attendu votre communication pour mettre en vogue ici, entre autres moyens de traitement, votre potion connue sous le nom de « Potion de Desprez ». Les Européens qui, en très petit nombre, ont eu le choléra à Saïgon ont été traités par cette potion; mais les conditions dans lesquelles sévissait la véritable épidémie sur la population indigène, très disséminée sur un vaste territoire, n'ont pas permis aux médecins de la marine de porter leur concours partout, et le plus grand nombre a été soigné par les médecins indigènes ou chinois.

J'ai fait mon possible cependant, dès le début de l'épidémie, pour répandre l'usage de votre potion. Je l'ai indiquée dans une notice sur le traitement de la maladie qui a été répandue partout, en substituant toutefois, pour plus de commodité, le laudanum au sirop de morphine. Beaucoup de malades en ont fait usage sous la direction des médecins français, ou des administrateurs ou colons qui se trouvaient à proximité des fléaux, et, d'une manière générale, je sais qu'on a eu beaucoup à s'en louer et que de nombreuses demandes de cette potion ont été faites dans les postes français ou dans les pharmacies du chef-lieu; mais il est de toute impossibilité d'en préciser les résultats par des chiffres, etc.

Dr CHASTANG.

CONCLUSIONS.

De mon expérience personnelle et des observations si remarquables 1° du docteur Cossini à Damas, en 1875; 2° du docteur

Follet dans l'Inde française; 3° du docteur Chastang en Cochinchine, en 1882, je conclus :

1° Le traitement au *chloroforme composé*, employé très rigoureusement à l'intérieur et à l'extérieur, doit donner en France, et même dans la plupart des pays européens, des résultats au moins aussi bons que ceux obtenus dans des pays un peu sauvages et à température extrême, comme l'Inde et l'Asie Mineure.

Nous devons obtenir, comme moyenne du traitement dans l'épidémie actuelle, de 80 à 90 pour 100 de guérisons.

2° Quoique le cadre de ce travail soit limité à la période confirmée du choléra, indien ou sporadique, les données scientifiques que je viens de rappeler sur l'action toxique que le chloroforme (1) exerce sur les micro-organismes ne doivent pas être perdues pour la science.

Aussi je conseille dès aujourd'hui, à titre de *traitement préventif*, aux personnes qui visitent incessamment les cholériques, qui leur donnent des soins, de prendre plusieurs fois par jour, avant ou après les repas, un demi-verre d'eau chloroformée au 500ᵉ ou au 1000ᵉ qui est absolument inoffensive, qui n'a rien de désagréable, et qui peut s'aromatiser d'une légère quantité de sirop de menthe, d'écorces d'oranges amères, de quinquina, etc., ou même mieux s'additionner de teinture alcoolique de quinquina, etc., etc.

Avec un traitement *préventif* qui semble mettre le virus

(1) A propos de l'influence du chloroforme à dose infinitésimale sur les micro-organismes, j'ai seulement cité M. A. Müntz (*Les ferments chimiques et physiologiques.* — Académie des sciences de Paris, 1875). — A l'appui de cette thèse, je pourrais encore ajouter l'autorité de Cl. Bernard (*Leçons sur les phénomènes de la vie communs aux animaux et aux végétaux*, p. 250 et suiv. Paris, 1878).— Schutzemberger (*Les fermentations*. Paris, 1878). — Magnin (*Les bactéries*, p. 95). — Van Thiegen (*Traité de botanique*. Paris, 1884, p. 104, etc.). — Ch. Richet (*Expériences sur le chloroforme*).

cholérique dans les conditions d'*un virus atténué,* et aussi avec un traitement de la période confirmée qui a fait si vaillamment ses preuves, on peut, sans être prophète, espérer la fin prochaine de toute épidémie sérieuse de choléra dans les pays civilisés.

Paris. — Imprimerie ALCAN-LÉVY, 18, passage des Deux-Sœurs.

BIBLIOTHEQUE NATIONALE DE FRANCE
3 7531 03813664 5